Conserver cette couverture

DE

L'ÉPIPLOCÈLE

TRAUMATIQUE

CONSIDÉRÉE SURTOUT

AU POINT DE VUE DU TRAITEMENT

Thèse de Doctorat

PAR

GUSTAVE ZABLOCKI

Né à Avignon (Vaucluse)

DOCTEUR EN MÉDECINE

MÉDECIN DE LA MARINE

Ancien élève externe des hôpitaux de Paris

PARIS

ANCIENNE MAISON GUSTAVE RETAUX

C. PICHON-LAMY ET DEWEZ LIBRAIRES-ÉDITEURS

Rue Cujas, 15.

1869

DE

L'ÉPIPLOCÈLE

TRAUMATIQUE

CONSIDÉRÉE SURTOUT

AU POINT DE VUE DU TRAITEMENT

PAR

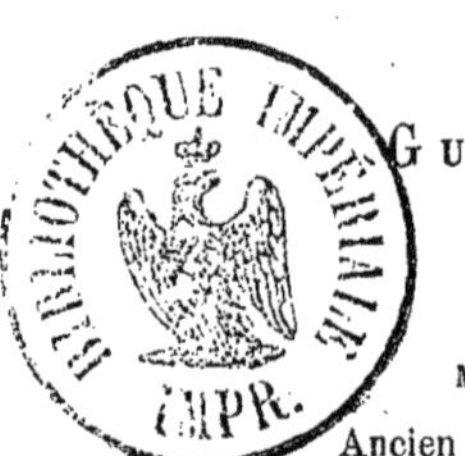

GUSTAVE ZABLOCKI

Né à Avignon (Vaucluse)

DOCTEUR EN MÉDECINE

MÉDECIN DE LA MARINE

Ancien élève externe des hôpitaux de Paris

PARIS

ANCIENNE MAISON GUSTAVE RETAUX

C. PICHON-LAMY ET DEWEZ LIBRAIRES-EDITEURS

Rue Cujas, 15.

1869

A MON PÈRE

—

A MA MÈRE

A MONSIEUR LE PROFESSEUR GOSSELIN

MON PREMIER MAÎTRE

Témoignage de profonde reconnaissance

A MONSIEUR LE PROFESSEUR VERNEUIL

A MONSIEUR LE DENTU

PROFESSEUR AGRÉGÉ

Amitié et remerciements

—

A MESSIEURS

CAZENAVE, DUPLAY, HÉRARD

Mes maîtres dans les hôpitaux

Les plaies pénétrantes de l'abdomen se compliquent parfois d'un accident qui apporte un élément nouveau dans leur étude, ajoute à la gravité de leur pronostic, et doit nécessairement imprimer certaines modifications à la thérapeutique chirurgicale, cet accident c'est la hernie de l'épiploon à travers la solution de continuité de la paroi abdominale — Signalée depuis longtemps, cette complication mérite une étude spéciale parmi les lésions traumatiques dont l'abdomen est le siége. — Que l'épiplocèle se forme seule à la suite d'une plaie, qu'elle ait lieu en même temps qu'une hernie intestinale, la présence de l'épiploon hors de la cavité peritonéale soulève une question de traitement d'une importance considérable. — Les notions relatives à ce sujet sont généralement éparses dans les livres de chirurgie générale, ou dans les traités spéciaux sur les hernies Les règles du traitement ne sont souvent qu'ébauchées et signalées en passant, au lieu d'être formulées avec la précision et les développements qu'elles comportent. Cette lacune est en partie comblée par les mémoires de Pipelet et de Louis, par celui de M. H. Larrey, et par la thèse de M. Flous, mais leur cadre demande à être un peu élargi par l'adjonction à la question de traitement d'une étude des causes ordinaires, des symptômes et du diagnostic de l'épiplocèle traumatique.

Il serait certes intéressant de développer ce cadre, et d'épuiser la question en l'envisageant à ses divers points de vue, mais les règles de l'intervention chirurgicale dominant de beaucoup le sujet, je m'attacherai surtout à les formuler d'une façon aussi nette, que me le permettront les matériaux que j'ai à ma disposition. — C'est là le but que je me propose avant tout, sans me flatter de l'atteindre entièrement, j'espère au moins en approcher assez pour pouvoir dégager des incertitudes qui planent sur certains points du sujet, quelques données pratiques et précises, basées sur l'examen attentif des faits, et sur l'expérience de nos maîtres les plus autorisés.

DE

L'ÉPIPLOCÈLE TRAUMATIQUE

CONSIDÉRÉE SURTOUT

AU POINT DE VUE DU TRAITEMENT

Les hernies traumatiques de l'épiploon surviennent souvent à la suite des plaies par instruments tranchants, et tranchants et piquants, comme les couteaux, qui intéressent la paroi abdominale rares chez les enfants à cause de la brièveté de cet organe, elles doivent être plus fréquentes chez les personnes maigres dont la paroi abdominale présente peu d'épaisseur, et l'épiploon peu de graisse.

Certains actes physiologiques comme les cris, les pleurs, l'effort, doivent favoriser la formation de ces hernies, ce phénomène s'explique très-bien, par le refoulement que subissent alors les organes contenus dans la cavité abdominale.

On peut diviser les symptômes que présente cette affection en locaux et en sympathiques.

Les accidents sympathiques ne diffèrent pas de ceux de plaies pénétrantes de l'abdomen, — c'est-à-dire la pâleur du visage le ballonnement du ventre, la petitesse, et la concentration du pouls, le refroidissement des extrémités et la constipation.

Les signes locaux sont beaucoup plus importants

quand on laisse l'épiploon dans la plaie, dès le premier jour il se congestionne.

« Les symptômes locaux d'inflammation paraissent en général augmenter plutôt que diminuer pendant les premiers jours, l'épiploon devient plus rouge, plus foncé, plus saillant, plus dur et plus sensible, parce qu'il est plus resserré par les lèvres de la plaie, qu'elle-même tend à s'enflammer ; mais attendez, et cette période de symptômes aigus, ou période d'inflammation, va disparaître pour faire place à un état stationnaire qui peut se prolonger jusqu'au vingtième et vingt-cinquième jour. C'est pendant cette période que la suppuration bien établie, lève naturellement l'étranglement de la plaie, dégorge l'épiploon et le place dans les conditions nécessaires à sa réduction consécutive — Attendez toujours, bientôt effectivement la plaie s'est détergée, le pus est moins abondant sur ses bords, et à la surface de l'épiploon qui perd peu à peu de son volume, de sa rougeur et de sa sensibilité. — La réduction de la tumeur semble se faire alors de la circonférence vers le centre, en attendant que sa racine ou son pédicule éprouve une sorte de retrait vers l'intérieur de l'abdomen. — Ce serait la troisième période ou période de réduction. — Celle-ci s'opère avec plus ou moins de rapidité, par un mouvement systaltique de rétropulsion, selon la situation de la plaie et la masse d'épiploon hernié, selon aussi l'âge et la constitution individuelle, ainsi que de l'application des principes de la méthode expectante. — Quant à la séparation consécutive de l'épiploon, elle ne peut survenir spontanément sans gangrène, et celle-ci se trouvant limitée au pourtour de la plaie, ne l'expose pas à beaucoup près aux complications de la gangrène primitive. Des adhérences ont eu tout le temps de se former, et faibles d'abord au point de pouvoir se détruire par le travail de réduction spontanée, elles deviennent ensuite très-fortes, lorsque cette réduction est complétement opérée ». (1)

Mais il arrive souvent que la hernie n'est pas aussi simple que je viens de la décrire, elle peut être compliquée d'une hernie de l'intestin. — L'intestin sorti peut se placer au dessus, au dessous de l'épiploon, ou enfin être coiffé par lui ; dans ce dernier cas, outre les symptômes dont j'ai déjà parlé, outre ceux qui sont propres aux hernies intestinales traumatiques, par la palpation de la tumeur, on perçoit une certaine résistance et une certaine élasticité caractéristiques. »

L'épiploon présente avec l'intestin des différences assez grandes pour que dans les cas d'hernie le diagnostic soit assez facile. En effet quand l'épiplocèle traumatique est récente, on peut reconnaître l'épiploon « à sa couleur jaunâtre et à la présence de petits amas graisseux; si la hernie n'est pas tout à fait récente, l'épiploon est rouge, mais il a un aspect qui n'est pas celui de l'intestin, en outre l'intestin présente une consistance tendre, résistante, élastique, l'épiploon au contraire donne la sensation d'empâtement (2). »

Il est encore une affection qu'à première vue on pourrait confondre avec l'épiplocèle traumatique, c'est la présence de quelques vésicules graisseuses, entre les lèvres d'une plaie de l'abdomen, accident qu'on peut observer chez certains sujets dont le péritoine est doublé par un

(1) H. Larrey

(2) Gosselin. *Traité des Hernies abdominales.*

panicule graisseux, mais l'épiploon ne présente pas une teinte aussi franchement jaune, cette hernie ne s'étrangle pas avec autant de facilité que l'épiplocèle traumatique. Enfin les phénomènes sympathiques des plaies pénétrantes de l'abdomen dus à la lésion du péritoine n'existent pas.

Le pronostic de cette affection est assez grave, cependant les auteurs anciens ont beaucoup trop exagéré les dangers que pouvait faire courir la présence d'une portion de l'épiploon dans une plaie abdominale. — Quand l'épiplocèle est compliquée d'entérocèle, le pronostic est plus sérieux, car l'affection peut présenter tous les symptômes et toutes les suites de l'étranglement intestinal.

Traitement

Ainsi que nous l'avons vu précédemment, l'épiploon peut se présenter sous différents états. Selon qu'il est sain ou altéré, le mode de traitement doit changer.

Pendant longtemps les auteurs furent en désaccord sur la manière dont il fallait traiter cette affection. Des méthodes prônées par les uns étaient rejetées par les autres. Dans son mémoire, M. H. Larrey (1) a divisé ainsi les divers modes de traitement qui ont été appliqués.

Réduction { par le taxis avec dilatation
par le débridement }

(1) Mémoire sur les plaies pénétrantes de l'abdomen compliquées d'issue d'épiploon — un mémoire de l'Académie de médecine année 1845. Vol. II.

Ligature { provisoire ou définitive
complète ou partielle

Excision { sans ligature
avec ligature

Expectation { seule, aidée de
la cautérisation, la compression.

Je considérerai les différents états que peut présenter l'épiploon et j'examinerai successivement quels moyens ont été employés dans ce cas.

I. — Si l'épiploon est sain et qu'il ne soit pas étranglé

— Il faut le réduire le plus tôt qu'il sera possible. Voici quels sont les conseils que donne Ambroise Paré (1) : « Si l'omentum est sorty doist estre remis le plus tôt qu'il sera possible, car il est subject à soy putréfier, estant de substance pinguidineuse, laquelle étant exposée à l'air, se congèle et sa chaleur naturelle s'esteint et tôst après tourne en pourriture, ce qui est prouvé par Hippocrate disant : Si le zirbus vient à sortir hors il pourrira. »

Malgaigne blâme cette pratique, en parlant de l'épiploon dans les hernies spontanées, étranglées. » S'il y a de l'épiploon, ne le rentrez jamais, au grand jamais, l'épiploon le plus sain, dès qu'il a été frappé par l'air extérieur court grand risque de se gangréner; mais le malade aura une hernie épiploïque; tant mieux, cela est bien préférable à une gangrène de l'épiploon dans le ventre; cet épi-

(2) Ambroise Paré — Édition Malgaigne. Vol. II. P. 108.

ploon pourra même faire bouchon et assurer la guérison On a bien réussi quelquefois il est vrai en réduisant l'épiploon ; moi aussi j'ai eu des succès, mais j'ai eu aussi des morts à déplorer et je suis décidé à ne plus le faire rentrer (1) » — Larrey (2) après avoir cité Maréchal et Boudou de l'académie de chirurgie, dit que tous les chirurgiens modernes sont d'accord pour la réduction. « Cette réduction doit se faire par une sorte de taxis doux et gradué, sans efforts ni violence et en écartant les bords de l'ouverture. »

Mais il ne faut pas essayer quand même de réduire, si on éprouvait de la difficulté pour repousser l'épiploon dans l'abdomen, il vaudrait mieux alors, comme le conseille M. Nélaton se comporter comme s'il était étranglé, car des efforts de taxis répétés et des pressions exercées pendant trop longtemps sur l'épiploon produisent inévitablement l'inflammation de cet organe et si dans de semblables conditions on le réduit dans le ventre, il provoque à son tour l'inflammation des parties environnantes, d'où peut résulter une péritonite diffuse — C'est ce que plusieurs observations ont déjà démontré. — Jobert a vu plusieurs fois des inflammations diffuses péritonéales, être la conséquence de la réduction de l'épiploon après les opérations de hernies étranglées. — *Gazette des Hôpitaux,* année 1857, page 322, à la suite d'une observation de Jobert.

Dans ce cas on avait proposé de débrider la plaie et de réduire ensuite, c'est une mauvaise pratique, car en agrandissant ainsi la plaie on expose le blessé à des hernies consécutives, tandis qu'en laissant l'épiploon

(1) Larrey loco citato.
(2) Malgaigne: Leçon sur les hernies.

dans la plaie comme le conseillent Larrey, Malgaigne et presque tous les auteurs modernes, on ne court aucun danger.

II. — L'Épiploon est enflammé.

« Toutes les fois qu'il y a un commencement d'épiploïte, ou même qu'il peut y avoir doute sur ce sujet, après six ou sept heures à dater de l'accident il faut laisser l'épiploon dans la plaie, et ne pas s'en inquiéter [1].

L'expectation est la meilleure méthode, car si on réduit on peut être exposé à tous les accidents de la péritonite diffuse dont j'ai déjà parlé, tandis que, comme le dit Jobert, « en laissant l'épiploon à l'extérieur au contraire, il y avait lieu de compter que le travail d'irritation serait limité à la portion d'épiploon saillante au dehors. » [2]

III. — L'Épiploon est étranglé.

On se trouve en présence d'une grande dissidence d'opinion parmi les auteurs anciens et même pour des chirurgiens contemporains la question n'est pas résolue. Les chirurgiens de l'antiquité cherchaient presque toujours à détacher par une ligature l'épiploon saillant au dehors dans les plaies pénétrantes de l'abdomen, ils appliquaient même plusieurs ligatures, si une seule ne suffisait pas, et passaient quelquefois une aiguille au

(1) Gosselin. *Traité des hernies abdominales.*
(2) *Gazette des hôpitaux, loco citato.*

centre de la tumeur. — (Hippocrate, Fabrice d'Aqua pendente).

Paul d'Egine d'après Galien s'exprime ainsi. « Lorsque dans la rupture du péritoine il y a chute de l'épiploon, et qu'il devient livide et noir, il faut le saisir avec un fil avant qu'il soit noir à cause du danger de l'hémorrhagie et couper ce qui est au dessous du fil, mettant les chefs du fil pendant dans l'extrémité inférieure de la plaie cousue afin de pouvoir les enlever facilement lorsqu'ils seront rejetés par suite de la suppuration de la blessure. »

D'autres se contentaient de lier sans réduire, Ambroise Paré en adoptant l'avis de Galien, les combat ainsi : « Aucuns ont voulu laisser l'*omentum* dehors estant lié ce qu'il faut bien garder de faire, à cause que ce faisant, il est tenu suspendu n'estant couché sur les intestins, qui est son propre lieu, dont s'ensuit grandes douleurs et tranchées au ventre. »

Pouteau à la suite d'un cas de mort causée par une ligature de l'épiploon, s'éleva contre cette méthode qui était généralement adoptée : « Je pense, dit-il, que les ligatures de l'épiploon sont toujours inutiles, et très-souvent dangereuses. »

Pipelet et Louis entreprirent des expériences pour démontrer que la ligature était une mauvaise méthode, je crois devoir donner le résultat de ces expériences que me semble juger la question. (Pipelet. *Mémoire sur la ligature de l'Epiploon. — Mémoire de l'Académie de chirurgie,* v. III, p. 394.)

Il fit des expériences avec Louis sur des chiens. — Aux uns il fit la ligature de l'épiploon, retrancha la partie située au dessous de la ligature et fit ensuite la réduction de la partie liée, les chiens les plus vigoureux soumis à cette expérience, avaient l'air souffrant et pendant deux ou trois jours ne marchaient pas et mangeaient peu, quelques-uns eurent des vomissements le premier jour seulement ; ceux auxquels on avait laissé pendre l'épiploon hors de la plaie, sans faire de ligature. « Ceux même dont nous avons manié rudement l'épiploon avant de le replacer dans le ventre sans le lier. » (page 312) ne perdirent point l'appétit, conservèrent presque toute leur agilité ordinaire, et firent ensuite toutes leurs fonctions. « C'est donc à la ligature qu'il faut attribuer les mauvais effets que nous avons observés. Elle tombait ordinairement le septième ou huitième jour, les épiploons laissés dehors sans ligature, se détachaient par portions, et la chute n'était complète qu'au bout de quinze ou dix-huit jours.

J'ai nourri tous les animaux que j'ai soumis à mes expériences jusqu'à la cicatrice parfaite de la plaie du bas ventre, ils paraissaient tous se bien porter. J'en ai fait l'ouverture après les avoir fait étrangler. J'ai trouvé constamment tous les épiploons qui n'avaient point été liés, dans l'état naturel, à l'exception d'une adhérence au péritoine dans l'endroit de la plaie, mais adhérence simple sans dureté ni aucune disposition contre nature. Quelque attention que j'aie prise dans la réduction de l'épiploon après la ligature, j'ai vu que l'adhérence à la partie intérieure de la plaie était la même, mais dans tous sans exception, l'épiploon formait au dessus de l'endroit que la ligature avait serré, un corps calleux, sans inflammation, du volume d'un petit œuf, dans ceux à qui la ligature avait embrassé une assez grande portion d'épiploon, moindre dans d'autres, à proportion de la quantité qui avait été liée; ce tubercule que nous croyons simplement skirreux et formé principalement par l'épaississement de l'humeur adipeuse, contenait dans son centre un abcès bien caractérisé, rempli d'un pus épais et d'un blanc verdâtre. Ce n'est point là l'effet d'une disposition particulière en quelques animaux; cela ne s'est vu qu'à la suite de la ligature; et nous l'avons observé constamment sur tous ceux qui l'ont soufferte.»

« Voilà donc les accidents consécutifs de la ligature dont les mauvais effets ne se seraient manifestés que tardivement, et lorsqu'on aurait été dans la plus parfaite sécurité sur l'événement de l'opération, je crois que cela mérite beaucoup d'égards. »

« Je crois avoir démontré les dangers et les inconvénients de la ligature de l'épiploon dans tous les cas où l'on a cru ce moyen utile, c'est l'objet principal que je m'étais proposé dans ce mémoire. »

M. Flous [1] dans sa thèse cite des observations de J. L. Petit, Pipelet et Pott qui viennent encore démontrer les dangers de la ligature. Cependant Velpeau [2] dit « quinze fois j'ai eu l'occasion de lier l'épiploon (quand il était irréductible) et la plupart des malades sont guéris sans accidents. Lorsque la tumeur à enlever ne dépasse pas le volume du doigt, il m'a semblé qu'on pouvait l'embrasser sans crainte avec un fort ruban, l'étrangler complétement à quelque distance de l'anneau. J'en divise au contraire la racine en autant de portions qu'on le désire quand elle est plus grosse, afin de passer

(2) Velpeau, *Traité de médecine opératoire* Vol. IV p. 110.

(1) Flous, *Traitement des épiplocèles traumatiques* (thés. Paris 1867).

un fil sur chacune d'elles et de pouvoir les lier aussi séparément...»

« Htey et Scarpa n'avaient pas voulu abandonner la ligature, seulement pour en faire disparaître les inconvénients, Htey applique le lien et le serre peu à peu de manière à ne produire la mortification de l'organe que quelques jours après. — Scarpa laisse le tampon épiploïque en place, jusqu'à ce qu'il se recouvre de bourgeons celluleux et l'étrangle ensuite à la manière de Htey. » Velpeau parle ici à propos des hernies étranglées, cependant tout ce qu'il dit de l'épiploon contenu dans le sac,peut, il me semble, s'appliquer aux hernies traumatiques de l'épiploon quand celui-ci est irréductible.

Malgré la grande autorité de Velpeau, quoiqu'il cite des cas assez nombreux de guérison, je crois qu'on doit rejeter la ligature, qui ne cause pas, peut-être, autant d'accidents que ce qu'on a dit, mais avec laquelle on a toujours des inquiétudes, tandis que l'expectation présente une innocuité complète prouvée par l'expérimentation.

« Toutefois, lorsque la plaie qui a donné issue à l'épiploon est très étroite, il arrive, mais très-rarement, que par le gonflement de ses bords, et par la tuméfaction de la membrane qui la traverse, des accidents d'étranglement se développent. Des douleurs abdominales se font sentir, le malade éprouve des vomituritions plus ou moins fréquentes, il est dans une agitation considérable, son pouls devient petit, fréquent, et serré comme dans tous les cas d'irritation vive et étendue de l'abdomen. — Si ces symptômes ne peuvent être calmés, ce que l'on obtient toujours à l'aide de la diète, de la saignée, des boissons, des bains, des fomentations émollientes et des sangsues appliquées sur la paroi abdominale, ou enfin à l'aide d'un débridement de la plaie, si ces symptômes, disons-nous, ne peuvent être dissipés et que le sujet succombe, on trouve que l'épiploon a suppuré dans une grande partie de son étendue, que des abcès plus ou moins considérables et multipliés sont disséminés dans sa substance, et qu'il a contracté des adhérences plus ou moins solides avec les portions du péritoine contre lesquelles il se trouve placé. Mais, nous le répétons, ces épiploïtes sont beaucoup plus fréquentes à la suite de la ligature ou de la réduction de l'épiploon, qu'après le procédé que nous recommandons ; et dans ce dernier cas un traitement anti-phogistique largement administré ou un débridement pratiqué en temps suffisent presque constamment pour calmer tous les accidents. » (1)

L'excision a été faite et même préconisée dès les temps anciens, d'après cette observation surtout, que l'épiploon exposé à l'air ou étranglé peut devenir froid, livide et tomber en gangrène. Vidal de Cassis [2] préconise l'excision en s'appuyant sur la pratique de Boyer, il est d'avis que dans les cas où l'épiploon est sain mais étranglé, si le malade n'éprouve pas de tiraillement, en renversant le tronc en arrière, il faut retrancher la portion excédante de l'épiploon ; Larrey et la plupart des chirurgiens modernes repoussent cette méthode. Pour Larrey dans aucun cas on ne doit lier ni retrancher la portion d'épiploon sain sortie de la cavité abdominale.

2 Vidal de Cassis. Pathologie externe, vol. IV, p. 118.
1 Sabatier. Traité de médecine opératoire.

Il préfère laisser la tumeur dans la plaie, elle ne tarde pas à *s'affaisser* tout à fait, et à se niveler à la plaie. « L'épiploon à peine nivelé à la plaie tend à s'y enfoncer davantage comme un bouchon à mesure que celle-ci se resserre, se contracte et se cicatrice enfin d'une manière si solide qu'elle n'est plus exposée à se rompre, et forme en ce point un obstacle mécanique à la production ultérieure des hernies non-seulement de l'épiploon mais même de l'intestin [1].

Cependant dans un cas cité par Robert [2] la tumeur resta stationnaire après avoir diminué pendant un certain temps, des adhérences s'étaient établies et rendaient la réduction spontanée impossible ; il excisa la portion restante.

IV. L'épiploon est gangréné.

L'épiploon est gangréné « ce que le chirurgien connoistra lorsqu'il sera livide, noirastre et refroidi au tact et lors ne le remettra ainsi putréfié car les parties d'iceluy corrompues pourraient endommager les autres ; mais le liera avec un fil retors, au dessus de la putréfaction, et extirpera ce qui est corrompu, et sera réduit en son propre lien. Toutefois on doit laisser pendre le filet, afin d'attirer, ce qui par le moyen du filet qui aurait été serré pourrait cheoir en la capacité du ventre. » (A. Paré).

Cette méthode d'excision combinée à la ligature conseillée par Paré, a été repoussée par presque tous les

(1) H. Larrey *loc. cit.*
(2) Bulletin de la société de Chirurgie de Paris, Vol. I, p. 619.

chirurgiens à cause des accidents nombreux qu'elle entraîne, et qui ne sont autres que l'épiploïte phlegmoneuse.

Celse avait indiqué une autre méthode opératoire qui consistait à exciser toute la partie gangrénée, puis à réduire l'épiploon sans lier les vaisseaux que l'on avait coupés pendant l'opération. Caqué se fit le défenseur de cette méthode qui comptait quelques succès quand on eut à déplorer deux cas dans lesquels une hémorrhagie interne avait eu lieu, il survint une péritonite promptement mortelle.

La possibilité d'un accident pareil suffit pour faire rejeter cette méthode par Verdier, Larrey et tous les chirurgiens modernes.

Pour ne pas courir la chance d'une hémorrhagie semblable à celle dont je viens de parler, Velpeau propose la torsion des vaisseaux au moyen de laquelle il a obtenu deux succès. Dans sa thèse, M. Flous approuve cette méthode et appelle sur elle l'attention des praticiens. A l'appui de son opinion il cite une observation d'épiplocèle traumatique réséquée à Bordeaux avec le serre-nœud de Graefe; il n'y eut pas d'hémorrhagie, et il attribue l'absence de l'écoulement sanguin à l'espèce de torsion des vaissaux produite par le serre-nœud. Pour lui l'écraseur linéaire de Chassaignac aurait une action identique.

On a préconisé un autre procédé qui consiste, dans l'excision d'une grande portion de la partie gangrénée, sans cependant toucher au vif et à abandonner dans la plaie le restant de l'épiploon, de cette manière on n'a pas à craindre d'hémorrhagie; il est complétement inutile de faire des ligatures, on évite donc ainsi deux procédés qui ont donné des résultats fâcheux; la partie mortifiée se détache peu à peu et l'on rentre dans les cas précédents.

Enfin Larrey, Robert veulent qu'on ne touche pas à la tumeur, pour Marjolin et Vidal, quand la partie de l'épiploon gangréné est petite, il vaut mieux le laisser dans la plaie. Si elle est grosse, avec M. Nélaton ils préfèrent le procédé qui précède.

Dans les cas d'inflammation et de gangrène de l'épiploon M. Follin (1) a proposé l'emploi de la cautérisation à l'aide d'un caustique coagulant comme le chlorure de zinc.

Les conclusions de cet auteur s'éloignent un peu des idées professécs par beaucoup de chirurgiens modernes, selon lui « en résumé, il y a dans les épiplocèles traumatiques, un cas assez délicat de pratique chirurgicale, et le conseil de laisser dans une plaie du ventre un épiploon sain qu'on ne peut pas réduire, ne doit point être absolu, car nous pensons qu'un petit débridement de la plaie pour faciliter une réduction de l'épiploon fait courir aux malades moins de chances fâcheuses, que l'abandon dans cette plaie d'une masse épiploïque, qui peut suppurer, se mortifier, persister dans ces mauvaises conditions pendant un temps assez long, et lorsque la cicatrisation sera achevée, constituer une bride, résistante, douloureuse, qui empêche le malade de se redresser convenablement» (2).

Sabatier a bien résumé l'action des différentes méthodes dont nous nous sommes occupés et donne la préférence à l'expectation. « Le procédé d'abandonner

(1) Follin, *Dict. encyc. de scien. méd.* V. I. p. 154.
(2) Sabatier — *Traité de méd. opér.* VII. p. 142.

l'épiploon au dehors est le plus avantageux. M. Dupuytren l'a adopté depuis longtemps. On évite en le suivant de froisser et de contondre l'épiploon, ce qui est presqu'inévitable lorsqu'on s'obstine à le faire rentrer à travers une ouverture trop étroite, on se dispense d'agrandir la plaie abdominale, opération qui a toujours pour résultat d'affaiblir le point sur lequel on l'a pratiqué, et de disposer le sujet à des hernies consécutives. Les autres procédés présentent des inconvénients graves et doivent être rejetés. En effet la section de l'épiploon altéré expose à la division des artères et à de graves hémorrhagies, sa réduction dans le ventre a pour résultat de mettre en contact une portion du tissu gangréné avec des parties saines, ce qui détermine assez souvent des inflammations considérables, enfin la ligature provoque dans beaucoup de cas tous les accidents de l'étranglement». « Larrey qui a vu beaucoup d'épiplocèles traumatiques donne les mêmes conseils que Dupuytren. Pour M. Goyrand l'épiploïte phlegmoneuse résulte souvent de la ligature. Robert, dans la discussion qui eut lieu à la Société de chirurgie, dit que « dans les plaies de l'abdomen compliquées d'issue d'épiploon l'expectation provisoire est de toute innocuité pour M. Larrey (1). « Attendre et ne rien faire qu'une médication préventive et palliative semble devoir être la conduite chirurgicale la plus sage, la plus rationnelle, toutes les fois que la hernie traumatique de l'épiploon ne présente aucune complication. » Bientôt je reviendrai sur ces complications qui forcent le chirurgien à agir tout de suite. Enfin en faveur de l'expectation je puis citer une

(1) H. Larrey *loco citato.*

communication qu'a bien voulu me faire M. le docteur Martinez del Rio qui exerce au Mexique et qui pendant longtemps fut dans l'hôpital d'une grande ville du Mexique chargé du service chirurgical de la section destinée aux prisonniers, où il avait eu fréquemment à soigner des gens ayant des épiplocèles à la suite de coups de couteaux dans le ventre. Il m'a dit que le résultat des cas dans lesquels on avait abandonné l'épiploon dans la plaie était bien meilleur, que quand on avait employé, soit la réduction, soit l'excision. Cependant cette méthode a trouvé des adversaires, pour M. Huguier (1) en laissant l'épiploon libre au dehors d'une plaie du ventre on crée, on forme un canal artificiel dans l'épaisseur des parois abdominales, de plus si l'épiploon abandonne la cicatrice abdominale, une hernie secondaire peut se développer avec d'autant plus de facilité, que les cicatrices médiates ou secondaires sont plus faibles que les cicatrices primitives ou immédiates. Les auteurs sont loin de partager les craintes de M. Huguier, précédemment nous avons vu que bien au contraire, la cicatrice de l'épiploon empêche la formation des hernies secondaires. Dans la *Gazette des Hôpitaux*, dans l'observation du malade de Jobert, on dit qu'au bout de quarante et un jours on pouvait constater que pendant les efforts de la station, rien ne se présentait dans le trajet et la plaie, qui était occupée par l'épiploon entièrement adhérent aux lèvres de la plaie. En saisissant, avec les doigts, la peau où se trouvait le tampon épiploïque, on pouvait reconnaître la

(1) *Mémoires de la Société de chirurgie.*

situation de l'épiploon dans tout le trajet de la plaie. Pour d'autres chirurgiens, en fixant l'épiploon dans la plaie, on s'expose à faire subir plus tard des tiraillements nuisibles à l'estomac et au canal intestinal. Robert leur répond qu'on a observé rarement ces tiraillements, et qu'ils étaient survenus dans des étranglements de hernies d'un grand volume, contenant une très-grande quantité d'épiploon.

Aussi je pense que l'expectation doit toujours être employée sauf deux cas : 1° quand l'épiploon est sain et qu'il n'est pas étranglé, on doit réduire si on le peut ; 2° « lorsque la plaie approche de l'estomac ou du foie et que la portion herniée de l'épiploon exerce des tiraillements directs sur les viscères, il survient souvent des coliques, des hoquets, des nausées, des éructations, et des vomissements... Si ces accidents persistent lors même qu'un bout d'intestin ne serait pas hérnié avec l'épiploon, il convient parfaitement de débrider la plaie et de réduire, mais il ne faut pas s'y décider, si les hoquets les vomissements ne sont qu'instantanés, parce qu'ils peuvent dépendre seulement d'une influence sympathique (1). »

Quand la hernie de l'épiploon se complique de hernie de l'intestin, ainsi que nous l'avons dit plus haut : 1° l'épiploon peut être sur le côté de l'intestin et ne pas le masquer; dans ce cas, il n'y a qu'à traiter chacune de ces hernies comme si elle était simple.

2° L'épiploon peut coiffer l'intestin. « Si sur l'épiploon il existe une plaie il est probable qu'il y a aussi une plaie de l'intestin, il faut alors agrandir,

(1) H. Larrey loco citato

sans aucune crainte la plaie de l'épiploon pour examiner l'intestin, puis réduire ce dernier immédiatement, s'il n'est pas blessé, (1) quant à l'épiploon, le mieux est de le traiter, selon la méthode que nous avons exposée précédemment.

Cependant tout le traitement des épiplocèles traumatiques ne consiste pas dans l'expectation seule, il y a encore à employer des moyens locaux sur la portion de l'épiploon herniée.

Tout d'abord il faut considérer les cas dans lesquels la réduction est indiquée. Une fois qu'on a fait rentrer l'épiploon dans l'abdomen, on se trouve en présence d'une plaie, dont il faut favoriser la réunion immédiate, si on la laissait suppurer par suite de l'écartement des lèvres de la solution de continuité, il pourrait se former une *cicatrice lâche* qui permettrait la formation d'une hernie consécutive. 1° Quand la plaie présente de très-petites dimensions, on pourrait se contenter de réunir les lèvres au moyen de bandelettes de linge trempé dans du collodion. 2° Si la plaie présente quelques centimètres d'étendue, il faut faire la suture. Celle que je crois la meilleure est la suture enchevillée. 3° Dans les plaies qui présentent plus d'étendue que ce que nous avons supposé dans les deux cas précédents, il faut encore employer la suture enchevillée, mais ici, pour obtenir plus sûrement la réunion complète de deux lèvres de la plaie, il faut d'abord faire la suture des parties profondes, et dans un second temps celle des parties superficielles. Dans les second et troisième cas, faut-il faire comme le veulent quelques chirugiens, qui après l'opération de l'*ovariota-*

(1) Gosselin loco citato

mie, comprennent le péritoine dans les sutures. Je ne le pense pas, les épingles, traversant le péritoine prédisposent peut-être trop à la péritonite.

Lorsqu'on laisse l'épiploon dans la plaie pendant les premiers jours, on peut appliquer sur la tumeur, soit de l'eau froide, soit des vessies contenant de la glace. Comme on le verra dans l'observation nº 3, M. Verneuil préfère appliquer un morceau de baudruche collodionnée.

Quand la période d'inflammation est passée on peut faire des badigeonnages avec du perchlorure de fer ou d'autres liquides astringents. Enfin quand l'épiploon suppure, le mieux est d'appliquer un pansement simple qui enveloppe la partie saillante. Si une péritonite survient, il faut la combattre par les moyens qu'on emploie ordinairement contre elle. Si l'épiploon n'est pas sain et que le chirurgien craigne qu'il rentre tout seul dans la cavité abdominale, il peut le fixer dans la plaie au moyen d'épingles ou d'un fil passé à travers la base de la tumeur. Le fil devrait être maintenu, tendu au moyen d'une bandelette de diachylum collé sur la paroi abdominale. Si le malade ressent de la douleur, s'il est inquiet et agité, comme cela se présente souvent, on peut employer l'opium à dose fractionnée, ainsi dix centigrammes d'extrait thébaïque en dix pilules données d'heure en heure. A la suite de l'opération de la hernie étranglée, des auteurs recommandables ne veulent pas qu'on emploie l'opium, parce qu'ils craignent l'inertie intestinale consécutive à l'emploi de ce médicament et par suite le défaut de dégorgement de l'intestin, mais comme dans les épiplocèles traumatiques, il n'y a pas d'engorgement stercoral on n'a pas à craindre cet effet fâcheux de l'opium.

Si la constipation se prolonge longtemps, aux purgatifs donnés par la bouche, il faut préférer les lavements purgatifs, dont l'action est moins irritante et qui ne provoquent pas des mouvements péristaltiques dans toute la masse intestinale. Le malade restera dans le décubitus dorsal, et devra éviter tout mouvement, pour ne pas tirailler l'épiploon, et ne pas l'exposer à des chocs. Pendant les premiers jours on donnera boissons froides, selon l'état général on prolongera plus ou moins la diète qui est indiquée au commencement de l'affection.

S'il survenait des vomissements on emploierait contre eux les moyens habituels, glace, eau de seltz, etc.

A l'appui des conclusions qui précèdent et surtout à l'appui de l'expectation préconisée comme méthode générale, j'ajoute à ce travail les trois observations suivantes qui présentent de l'intérêt à divers points de vue.

M. Ledentu a bien voulu me communiquer l'observation qui suit :

Salle Sainte Marthe n° 27.

L . . . . mécanicien âgé de 32 ans, reçoit le 17 février à onze heures du soir, un coup de sabre baïonnette à quelques centimètres à gauche de l'ombilic. Il riposte à coups de poing, et sous l'influence de ces efforts, l'épiploon fait issue par la plaie. On le porte à l'Hôpital le soir même. (Application de la glace sur le ventre).

Le lendemain on constate l'existence d'une plaie de 0,03 cent de long. complétement obturée par le pédicule d'une portion de l'épiploon longue de 0,12 cent. qui pend hors du ventre l'épiploon a une couleur rosée. On sent une bride qui va obliquement de la plaie à l'hypocondre droit.

L'état du malade n'est pas mauvais, son ventre est presque indolore. Il n'y a pas de réaction, pas de vomissement, on n'a pas vu de sang dans ses selles ; le malade n'en a pas rendu non plus par la bouche.

Continuation de la glace, bouillons, repos complet.

Le 19 Février.— Un peu de météorisme, quelques coliques, constipation, langue chargée soif, le pouls s'est un peu élevé.

Le 20 Février. — Mêmes symptômes un peu accentués. Il s'y ajoute des nausées et deux vomissements.

Le 21 Février. — Amélioration, constipation toujours opiniâtre.

Le 22 Février. — Le malade est allé à la selle sous l'inflence d'huile de ricin.

Le 23 Février. — Il est tout à fait bien. Les selles sont régulières. Il éprouve seulement quelques coliques, calmées par le laudanum.

Bientôt le pédicule se gangrène à 0,02 cent. de la plaie. M. Voillemier en fait la ligature et le touche avec le perchlorure de fer.

Le 5 Mars.— Il tombe au bout de quatre jours. Le malade sort guéri le 14 mars, n'ayant plus qu'une petite plaie en voie de guérison.

Observation n° II.

Le 11 avril dans l'après-midi à la salle St-Napoléon (service M. Duplay) est entré le nommé Pierre, cordonnier, âgé de 74 ans, à la suite de chagrins il s'est donné un coup de couteau dans le ventre. Il est en proie à l'excitation maniaque.

Le 12. — La plaie présente trois centimètres d'étendue, la lèvre interne est légèrement concave, cette plaie est située sur la ligne blanche à 4 centimètres de l'ombilic, elle donne issue à de l'épiploon. La tumeur formée par cet organe présente 4 ou 5 centimètres de longueur et deux d'épaisseur, elle est rosée. Le ventre est indolore, il n'y a eu ni selles, ni vomissements, le malade a uriné.

On prescrit opium 0,10 en 10 pilules, une toutes les heures, et des applications de glace sur le ventre. Dans l'après-midi, il y a un peu de délire, qu'on ne peut pas rapporter à l'alcool, cet homme ne présentant aucun des signes de l'alcoolisme.

Le 13. — Même état que la veille, pas de fièvre, délire continuel, qui force à lui mettre la camisole, ni selles, ni vomissements, rien de particulier du côté du ventre. — Même prescription.

Le 14. — Peau froide, face grippée, ventre légèrement ballonné, un peu douloureux à la pression, langue sèche sans chaleur, le délire s'est calmé, on peut obtenir quelques réponses sensées, la portion hérniée présente une couleur plus prononcée que les autres jours. Pas de selles, pas de vomissements, le malade a bien uriné, soif vive, pouls petit à 90.

Thé au rhum.

Vin de quinquina.

Lavement purgatif.

Glace sur le ventre.

Le 15. — Facies choleriforme, les yeux sont excavés, les cenjonctives injectées, langue sèche et noirâtre, peau très-froide, gardant les plis qu'on lui imprime en la pinçant. Analgésie, Cyanose des ongles, haleine froide. Le délire a cessé, pas de trouble du côté de l'ouïe, le malade a uriné sous lui ; hier après le lavement purgatif, il y a eu une selle peu abondante ne présentant pas de traces de sang, crampes dans les mollets se prolongeant jusque dans les talons, pouls petit, *filiforme* très-dépressible à 96 ; respiration suspirieuse, sans oppression 28 ; température 37° 40, la tumeur est d'un gris jaunâtre avec des arborescences vasculaires, l'épiploon s'est affaissé sur lui-même, il est insensible.

Le soir cet homme se plaint de douleurs abdominales très-vives, le ventre est rétracté, pouls petit impossible à saisir — mort à 11 h. du soir.

Autopsie faite le 17 avril à 8 h. du matin.

La tumeur est un peu désséchée, rouge noirâtre à la partie supérieure, la partie inférieure est un peu injectée. — L'épiploon n'est pas adhérent aux lèvres de la plaie, au moyen d'une sonde cannelée on passe facilement entre la tumeur et les lèvres de la plaie.

Les parois de l'abdomen présentent une légère teinte verdâtre, le ventre n'est pas balloné.

On fait une incision sur la ligne médiane de l'abdomen, elle montre que la blessure avait traversée la ligne blanche; vers la partie inférieure de l'abdomen on constate une légère adhérence des deux feuillets de l'épiploon, ainsi que l'injection de cet organe au voisinage de la plaie.

L'intestin grêle, le colon transerve aux environs de la plaie sont congestionnés ainsi que le péritoine. — Le gros intestin est distendu par des gaz, dans le colon descendant se trouvent quelques bols, de matière fécale.

A l'ouverture de la cavité thoracique on constate de nombreuses adhérences entre les poumons et la paroi. — Il n'y a pas d'épanchement. Les poumons présentent une surface rouge, violacée l'incision de ces organes donne issue à un liquide puriforme assez abondant, on trouve en outre dans les deux poumons une assez grande quantité de noyaux d'hépatisation rouge et grise. Un morceau de poumon projeté dans l'eau coule immédiatement.

Observation n° III que je dois à l'obligeance de M. Homolle.

Le 3 avril 1869 est entré à l'hôpital Lariboissière salle Saint-Louis n° 12 le nommé X..., âgé de 29 ans marchand de vin C'est un homme robuste qui boit un peu.

Samedi 3 avril à 4 heures du soir il reçut un coup de couteau dans l'hypocondre droit.

Le blessé entre à l'hôpital une demi-heure après l'accident, extrêmement effrayé, persuadé qu'il n'avait que peu d'heures à vivre. Le couteau avait perforé la paroi abdominale dans l'hypocondre droit à un travers de doigt au dessous du rebord costal, sur la ligne du mamelon, elle a une direction transversale et mesure 5 centimètres. Entre ces bords écartés et à demi renversés, fait saillie une tumeur allongée du volume de la phalange unguéale du pouce d'un adulte. La surface est inégale, sa coloration violacée par places, la partie herniée serrée entre les lèvres de la plaie paraît à demi étranglée. — Il est facile de reconnaître à son aspect et à sa consistance qu'elle est formée par l'épiploon chargé de graisse.

Prescription : glace sur le ventre, potion diacodée.

La nuit se passe dans un demi-sommeil que troublent les préoccupations du malade plus encore que les douleurs qui se sont rapidement calmées.

4 avril. — Le matin à la visite le malade est encore très-assoupi ; mais les fatigues de la nuit et les libations de la veille peuvent bien expliquer cet état. Il a bien uriné, mais n'a pas été à la selle. Il a vomi une fois peu après son arrivée. Les douleurs sont peu intenses, le ventre n'est pas ballonné ni bien sensible à la pression, il est même sonore sans exagération. La peau est modérément chaude sans sécheresse. Le pouls plein et régulier bat 104 pulsations à la minute. Le blessé est encore inquiet.

La tumeur présente les mêmes caractères qu'à l'entrée ; il semble que de faibles adhérences unissent déjà sa base aux lèvres de la plaie.

Le diagnostic de la hernie épiploïque est des plus clairs, reste à savoir si l'épiploon est seul hernié, et s'il n'y a pas une petite anse intestinale comprise dans le paquet graisseux, si l'intestin n'a pas été atteint par le couteau, et dans ce cas, s'il fait partie de la hernie ou s'il n'est pas rentré dans l'abdomen.

Il n'y a pas eu issue de matières fécales au dehors, mais ce fait ne prouve pas qu'il n'y ait pas une perforation intestinale ; ce qui a plus de valeur, c'est l'absence d'une péritonite suraigue chez un sujet dont le tube digestif était plein au moment de l'accident, l'absence de l'anxiété caractéristique d'une congestion intestinale éloignant l'idée de la présence d'une autre hernie. M. Verneuil s'abstient de toute exploration qu'il regarde comme périlleuse et inutile.

Dans le cas où il y aurait une anse intestinale dans la tumeur, on pourrait, à la rigueur, la réduire et faire la suture des parois ; mais s'il n'y a rien, comme tous les signes précédents le portent à croire, l'exploration détruirait les adhérences déjà formées.

M. Verneuil insiste sur la nécessité absolue, non-seulement de ne pas favoriser la réduction de l'épiploon hernié, mais il s'oppose à sa rentrée dans l'abdomen.

Le traitement est institué en conséquence. Trois longues épingles sont passées à travers la base de la tumeur perpendiculairement à la direction de la plaie, leurs extrémités sont recouvertes et fixées par une bandelette de diachylum. Tout fait présumer qu'en quarante-huit heures des adhérences suffisantes réuniront le péritoine à la plaie.

Pour éviter le sphacèle trop rapide de la portion herniée et s'opposer à la propagation de l'inflammation de ces parties vers le péritoine, une baudruche est appliquée au lieu de la blessure et fixée par du collodion à quelque distance de ses bords. Ainsi la hernie se trouve soustraite au contact de l'air.

Prescription : Le repos absolu, dans le décubitus dorsal, les plus grandes précautions sont recommandées au malade. Bouillon coupé glacé, lavement huileux.

La journée se passe assez bien dans un état d'assoupissement presque continuel, sans frissons, sans vomissements. Le soir, le pouls est à 96, la peau est chaude, mais sudorale, le ventre n'est ni ballonné, ni douloureux à la pression.

Deux lavements huileux restent sans effet, un lavement salin administré dans la soirée, est rendu avec des matières fécales peu abondantes, mais sans mélange de sang.

Le 5 au matin. — Le blessé est toujours endormi, abattu il a grand soif. Le ventre un peu tendu sans ballonnement est sensible à la pression ; il est le siége de quelques douleurs spontanées. La face est un peu rouge, la peau chaude, mais humide, le pouls à 104. Le malade a bien uriné. Il n'y a pas eu de nouvelles garde-robes.

Huile de ricin, 30 gr. en deux fois, huile de camomille camphrée en onction sur le ventre.

Le soir, l'état de demi-sommeil persiste, le pouls est aussi fréquent, 104, la sueur abondante.

Une garderobe copieuse. Il urine bien. Le ventre sans ballonnement est encore douloureux spontanément et à la pression.

Le 6 au matin. — Deux selles depuis hier. La peau est moite sans grande chaleur. Le pouls est à 84. Pas de céphalalgie, pas d'appétit, soif vive. Le ventre est à peine douloureux à une pression modérée. La baudruche adhère à l'épiploon et au pourtour de la plaie. La masse herniée est noirâtre, semble un peu rétractée et sèche. Pas d'inflammation périphérique.

Dans la soirée l'état général est satisfaisant, toutefois le malade est inquiet, mécontent, un peu surexcité.

Le 7 au matin. — Pouls à 76. Le malade un peu surexcité se plaint du repos auquel il est condamné et attribue au décubitus dorsal les douleurs de ventre dont il souffre. Il se lève et fait quelques pas, malgré la défense qui lui est faite ; examiné après cet accident, il semble aussi bien qu'auparavant. Le ventre est peu douloureux à la pression, sans ballonnement, sans inflammation périphérique.

Le 8. — Le soir l'état est le même. État de santé aussi satisfaisant que possible, pouls à 72, l'appétit est revenu.

Le 10. — 72 pulsations. On enlève une partie de la baudruche collodionnée, il s'écoule à peine un peu de pus, l'épiploon commence à bourgeonner. La baudruche est laissée en place dans les points où elle adhère encore. Une feuille de baudruche est réappliquée.

L'état général est très-bon, les forces reviennent. Le malade mange, il s'assied dans un fauteuil pendant la journée.

Le 11. — Même état général, il se plaint de coliques.

Le 12. — On enlève le collodion décollé en grande partie par un liquide sanieux brunâtre. — On retire les épingles. — La tumeur épiploïque est granuleuse, on y voit quelques bourgeons saignants et un peu de suppuration. — Teinte rosée inflammatoire de quelques millimètres d'étendue sur les bords de la plaie.

Pansement à la glycérine, on permet au malade de se

lever, tout en lui recommandant d'éviter la fatigue et surtout les efforts.

Le 16. — La tumeur a très-bon aspect, elle bourgeonne bien, la suppuration est très-modérée. — Toujours un peu de rougeur des téguments au pourtour de la plaie. — L'état général est satisfaisant.

Le 17. — Un peu de douleur à la pression au pourtour de la plaie.

Le 18. — On fait sourdre par la pression sur le côté externe de la tumeur un peu de pus. Repos au lit.

Le 20. — Le pus sort encore en assez grande abondance de la fistule. Une sonde cannelée introduite dans l'orifice pénètre assez loin, une incision est faite sur la sonde.

Rien ne trouble plus la convalescence, huit jours après, le malade quitte l'hôpital pour aller à Vincennes.

On voit que dans aucun de ces trois cas, dont on vient de lire le relevé, la réduction n'a été même essayée. On s'est borné soit à l'expectation pure et simple, soit à l'expectation aidée de moyens locaux, tels que fixation de l'épiploon au moyen d'aiguilles, ou applications astringentes (perchlorure de fer). La ligature a été employée une fois, mais seulement vers la fin du traitement, uniquement pour aider la chute de l'épiploon gangréné. Les suites du traitement ont été simples, et si la mort est survenue dans le cas rapporté par la deuxième observation, on ne peut légitimement l'attribuer à la plaie de l'abdomen et à l'épiplocèle, puisque l'autopsie à révélé une pneumonie double, arrivée déjà au troisième degré.

Nous pouvons donc répéter ce que nous avons déjà exprimé à savoir que le plus souvent, il faut donner la préférence à l'expectation, et n'employer qu'à titre d'adjurants, les différents moyens locaux énumérés plus haut.

QUESTIONS

Anatomie. — Des os du membre inférieur.

Physiologie. — Usage du nerf facial.

Physique. — Calorimétrie, chaleurs spécifiques, chaleurs latentes.

Chimie. — Combinaisons de l'azote avec l'oxygène, caractères et préparations de l'alcool azotique.

Histoire naturelle. — Caractères généraux des oiseaux, comment les divise-t-on, de l'œuf de poule, ses usages en thérapeutique et en pharmacie.

Pathologie externe. — Du mode de traitement des fractures compliquées de plaies.

Pathologie interne. — De l'ataxie locomotrice progressive.

Pathologie générale. — Des complications morbides.

Anatomie Pathologique. — Des calculs biliaires.

Médecine opératoire. — Du cathétérisme des voies lacrymales.

Pharmacologie. — Quel est l'alcool que l'on doit employer en pharmacie ; quels sont les principaux degrés de concentration auxquels on l'emploie, quels sont les principes qu'il dissout ; comment prépare-t-on les teintures alcooliques ou alcoolés simples ou composés.

Thérapeutique. — Des voies d'élimination des médicaments.

Hygiène. — Des eaux potables.

Médecine légale. — Qu'est-ce qu'un antidote ; à quelle époque de l'empoisonnement doit-on l'administrer.

Accouchements. — De l'ictère des femmes enceintes.

Vu et approuvé :
L. GOSSELIN.

Vu et permis d'imprimer,
Le Vice-Recteur de l'Académie de Paris.
A. MOURIER.

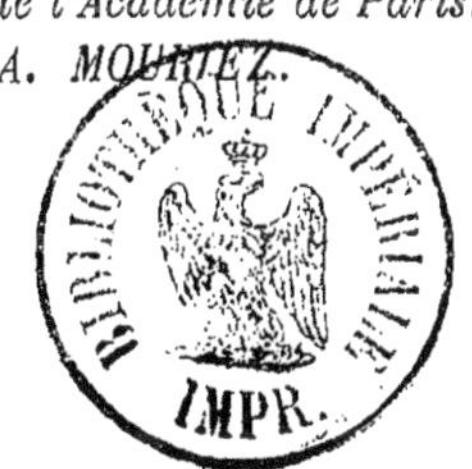

293. — Abbeville. Imprimerie Briez, C. Paillart et retaux.

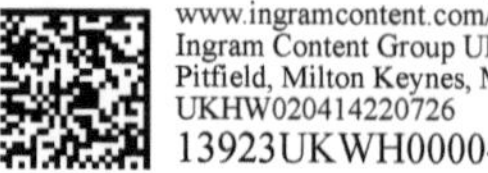

www.ingramcontent.com/pod-product-compliance
Ingram Content Group UK Ltd.
Pitfield, Milton Keynes, MK11 3LW, UK
UKHW020414220726
13923UKWH00004B/1951

9 782019 235819